AF502617

Dr H. DEYDIER

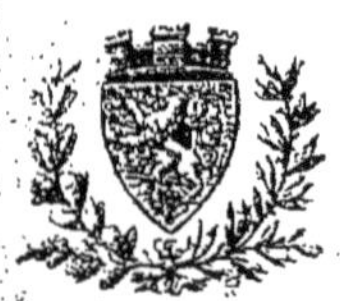

RACHITISME TARDIF

ÉTUDE ANATOMO-PATHOLOGIQUE ET CLINIQUE

LYON. — A. REY

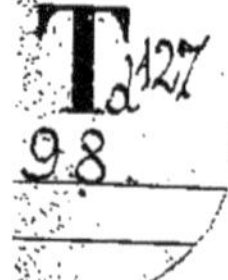
Td127
98

DÉPÔT LÉGAL
Rhône
nº 247
1893

RACHITISME TARDIF

ÉTUDE ANATOMO-PATHOLOGIQUE ET CLINIQUE

127
398

RACHITISME TARDIF

ÉTUDE ANATOMO-PATHOLOGIQUE ET CLINIQUE

RF

PAR

LE Dr H. DEYDIER

LYON
A. REY, IMPRIMEUR DE LA FACULTÉ DE MÉDECINE
4, RUE GENTIL, 4
—
1895

INTRODUCTION

Tout lecteur qui parcourt les nombreuses pages consacrées dans les traités classiques à la description du rachitisme doit être frappé par ce fait qu'il rencontre dans chaque ouvrage la mention d'une forme tardive de la maladie, forme que personne encore n'a songé à décrire plus longuement qu'en quelques lignes. Partout il est dit que, si le rachitisme frappe le plus ordinairement le squelette des jeunes enfants au cours de leur première ou seconde année, on peut aussi le voir survenir beaucoup plus tard au moment de l'adolescence. Par contre, si l'on parcourt les journaux médicaux et les revues, on trouve de loin en loin des publications sur ce sujet. Les unes, et ce sont de beaucoup les plus nombreuses, ne parlent que des faits cliniques et des moyens chirurgicaux de remédier aux déformations osseuses ; d'autres plus rares avancent timidement des essais de pathogénie, deux seulement abordent la question d'anatomie pathologique, question cependant de toute importance au point de vue du débat encore ouvert pour savoir s'il existe bien vraiment un rachitisme tardif, pour savoir en somme si l'on doit attribuer à la même maladie les modifications trouvées sur les os des petits enfants et des adolescents. On comprend aisément combien rares sont les cas où l'on peut confirmer le diagnostic par l'examen histologique.

Le but de ce travail est de réunir en une même étude les matériaux épars jusqu'à maintenant et cette idée appartient doublement à M. le professeur Ollier. C'est lui qui le premier attira l'attention du monde médical sur ces manifestations tardives du rachitisme, et c'est lui qui nous a engagé à grouper nos connaissances actuelles sur ce point pour en faire le sujet de notre thèse inaugurale ; grâce à ses nombreux conseils, nous avons pu mener à bout ce travail.

En acceptant la présidence de notre thèse, M. le professeur Ollier nous donne encore une preuve de plus de sa bienveillance à notre égard. Aussi, du plus profond de notre cœur, nous le prions ici d'agréer la respectueuse expression de nos plus sincères remercîments et de notre reconnaissance la plus vive pour les marques d'intérêt et d'affection si nombreuses dont il n'a cessé de nous combler depuis le début de nos études médicales soit chez lui, soit dans son service, pendant les semestres où nous avons eu l'honneur d'être son externe, puis son interne. Au cours de la carrière médicale dans laquelle nous entrons aujourd'hui, l'exemple de la dignité professionnelle de ce Maître vénéré sera toujours le guide de notre conduite et, suivant les principes puisés à son enseignement, nous tâcherons de mériter l'honneur d'être appelé son élève

D'autres maîtres encore ont droit à notre reconnaissance : MM. Chappet et Perret, médecins des hôpitaux, M. Gangolphe, chirurgien-major désigné de l'Hôtel-Dieu, ont guidé nos premiers pas pendant notre externat et leurs leçons nous ont appris à aimer notre art. Plus tard, pendant notre internat, MM. Colrat et Josserand, médecins des hôpitaux, M. le professeur Gailleton, M. le professeur Laroyenne, MM. Jaboulay, A. Pollosson, Rollet, Condamin, agrégés à la Faculté, et surtout M. le Dr Levrat, chirurgien-major de la Charité, ont mis à notre disposition les nombreuses ressources de leur enseignement clinique avec une bienveillance que nous n'oublierons jamais.

Nous avons toujours trouvé auprès de M. le Dr Vincent, chirurgien en chef de la Charité, un accueil et des conseils si aimables que c'est pour nous un regret bien grand de quitter l'internat sans avoir pu passer dans son service. Nous lui devons une reconnaissance toute particulière pour les traductions importantes qu'il a bien voulu nous faire. Nous le prions d'en accepter ici l'expression avec nos remerciements.

Nous ne saurions non plus oublier dans nos remerciements M. Lathuraz-Viollet, interne des hôpitaux, M. Germain Faure, et surtout M. A. Abel qui nous ont gracieusement fait profiter de leur connaissance des langues anglaise et allemande. Enfin M. A. Nové-Josserand a bien voulu accepter la charge ingrate de corriger la rédaction de ce travail ; c'est une preuve de plus de notre vieille amitié au nom de laquelle je suis heureux de lui dire merci.

Ce travail comprendra un historique rapide de la question, et un exposé de l'anatomie pathologique du rachitisme normal devant servir de comparaison avec les lésions observées dans le rachitisme tardif. Enfin une étude des manifestations généralisées ou localisées de cette affection.

RACHITISME TARDIF

Étude anatomo-pathologique et clinique

CHAPITRE PREMIER

Historique.

Vers 1630, dit Trousseau dans ses cliniques de l'Hôtel-Dieu, on remarqua pour la première fois en Angleterre une maladie jusqu'alors inconnue au dire des praticiens du pays. Dans le langage courant on l'appelait *the rickets*. Glisson, chargé par le collège de Londres de faire un rapport sur cette maladie écrivit en 1650 le premier traité fait sur le rachitisme. Dans ce travail, *de Rachitide*, il se pose la question de savoir si la maladie est réellement d'origine récente, et répond sans preuves bien probantes que cette opinion lui paraît vraie autant qu'il a pu s'en assurer par les renseignements recueillis.

Au XVIIIe siècle, de nombreux travaux parurent reproduisant plus ou moins les descriptions de Glisson. Portal, lui, transforma la question, faisant du rachitisme non une entité morbide, mais un syndrome auquel peut aboutir une série de maladies, entre autres : la syphilis, la scrofule, le scorbut, le rhumatisme, l'arthritisme, l'occlusion intestinale, les exanthèmes. Il faut arriver à Rufz 1834, Bouvier et Guérin, 1837, Broca 1852, pour avoir les premiers travaux sérieux d'anatomie pathologique ; puis profitant des travaux d'Ollier sur l'ostéogénèse, les Allemands et surtout Kœlliker, Virchow, Müller donnèrent des descriptions minutieuses des troubles d'ossification qui caractérisent l'évolution du rachitisme.

Nous ne pouvons citer les innombrables travaux publiés dans ces cinquante dernières années sur le rachitisme. Ce serait trop nous écarter du cadre de ce travail portant exclusivement sur les manifestations tardives de cette affection.

Dans le travail de Glisson on trouve la relation de deux faits de rachitisme chez des adolescents de seize et dix-sept ans, mais l'auteur tend à en faire des cas d'ostéomalacie : « *Videtur morbus hic multum saltem affinitas habere (si non sit ejusdem familiæ) eum hoc affectu puerorum* ». Portal à son tour en mentionne cinq ou six cas, mais sans se prononcer sur la nature de l'affection. Trousseau confond l'ostéomalacie avec le rachitisme de la seconde enfance. Pour lui, s'il existe une différence entre les deux manifestations d'une même maladie, il faut en chercher la raison dans la différence de l'état des os complètement accrus chez l'adulte, en voie de développement chez l'adolescent. Depuis Trousseau, nombre d'observateurs s'appuyant sur l'autorité des maîtres ont identifié les deux affections. Virchow pourtant croit à deux processus complètement distincts : pour lui l'ostéomalacie est caractérisée par une résorption réelle, l'os dur devient mou ; ce qui est changé c'est l'os lui-même, dans le rachitisme ce qui est mou reste mou, l'os reste le même, ce qui est modifié c'est le périoste et le cartilage de conjugaison.

Pour la première fois en 1861, dans une communication orale à la Société impériale de médecine de Lyon, M. le professeur Ollier rattache nettement au rachitisme une série de ces déviations osseuses de l'adolescence qu'avant lui on classait dans l'ostéomalacie.

Pour ces manifestations anormales du rachitisme, M. Ollier créa l'expression de rachitisme tardif par opposition avec la forme primitive ou infantile. Ce terme est aujourd'hui entré dans l'usage et nous le voyons employé dans la plupart des publications qui traitent ce sujet. Citons tout particulièrement L. Tripier, *Dict. Encycl. des sc. méd.;* Poncet, *Tr. de chirurgie;* Vincent, *Encycl. chir. intern.;* Legendre, *Tr. de médecine;* Kirmisson, *Rev. d'orthopédie;* Mac Ewen, Pitts, Clutton, Mikulicz, Lucas, Albert, etc.

Dans un article du *St Thomas's Hospital Reports*, Clutton envisage la question des rapports de ses manifestations tardives avec le rachitisme infantile : « Se sont-elles développées pour la première fois à cet âge avancé, ce que l'on croit impossible, ou bien datent-elles de la première enfance et ont-elles été en s'exagérant jusqu'à la puberté, ou ont-elles subi un temps d'arrêt pour passer ensuite par une phase d'accroissement rapide ? La seconde hypothèse doit être en général rejetée car les déformations du squelette ne sont ordinairement pas antérieures à un nombre de mois limité ; quant à la troisième, on ne saurait la rejeter complètement, les malades n'ayant pas été observés pendant leur première enfance. »

Pour M. Ollier, il faut distinguer un rachitisme tardif proprement dit, débutant pour la première fois pendant l'adolescence et un rachitisme tardif secondaire ou seconde poussée de rachitisme sur un sujet déjà atteint pendant son enfance, cette première poussée s'étant arrêtée complètement dans son évolution, étant même souvent entièrement guérie.

Cette forme de rachitisme tardif secondaire doit même être la règle. M. Ollier considère la forme primitive comme bien rare ou en tout cas bien difficile à prouver pour les raisons indiquées dans la citation précédente de Clutton ; on n'a pas observé les malades pendant leur enfance et les renseignements pathologiques qu'on peut obtenir sont le plus souvent fort incomplets et partant non probants.

Avant d'aborder l'étude des formes cliniques que peut présenter le rachitisme tardif, nous allons donner rapidement le tableau des modifications que le rachitisme infantile apporte dans le système osseux au moment où ce système se trouve dans son état de développement le plus actif, c'est-à-dire vers la première et la seconde année de la vie.

CHAPITRE II

Anatomie pathologique. — Du Rachitisme infantile typique.

Il est important de bien connaître les troubles d'ossification qu'amène le rachitisme vrai, celui qui frappe les jeunes enfants. Ces troubles sont parfaitement connus, grâce aux travaux de Rufz, de Broca, de Guérin, de Virchow, et surtout les recherches savantes de MM. Renaut et Colrat, recherches consignées dans la thèse d'Assada (Lyon, 1886) ; c'est à cette dernière source que nous avons largement puisé pour la rédaction de ce chapitre.

Lésions osseuses du rachitisme de l'enfance. Le rachitisme vrai s'attaque aussi bien aux os courts et plats, qu'aux os longs et dans ces derniers atteint la diaphyse et les épiphyses.

Os long.

I. *Dans un os long fendu longitudinalement suivant l'axe de l'os* on constate que les trois centres d'ossification normale : cartilage de conjugaison, moelle, périoste, ont subi des modifications importantes.

a) Du côté du cartilage, au lieu d'avoir, comme sur l'os sain, un cartilage de conjugaison hyalin, séparé du reste de l'os par une couche transversale, translucide, gris bleu d'1 millimètre environ d'épaisseur et à bords nets et parallèles au cartilage, couche de tissu appelé chondroïde par Broca, on trouve :

1° La couche de cartilage hyalin normal, puis la couche chondroïde profondément modifiée; elle est grise, quelquefois violacée, plus friable que sur l'os normal, son épaisseur est considérablement augmentée pouvant aller jusqu'à plusieurs centimètres. Le parallélisme des bords a disparu, remplacé par des lignes très sinueuses surtout du côté de l'os. Souvent, des vaisseaux abordent ces sinuosités et les divisent, constituant des blocs isolés.

Histologiquement, cette couche de tissu chondroïde de l'os rachitique se différencie du tissu chondroïde normal par une activité plus grande et un nombre plus considérable de cellules. Les cellules néo-formées sont plus volumineuses et leur capsule est plus épaisse. Au milieu du tissu, apparaissent quelques îlots calcaires, comparables à des grains durs et blancs.

2° Une zone inconnue dans l'os normal : couche de tissu

spongoïde décrite surtout par Rufz qui l'avait comparé à une fine éponge. Cette zone spongieuse, rouge, ressemble à un os normal ramolli par un acide. Broca, en 1852, démontra qu'il s'agissait là d'un trouble d'ossification et non d'un tissu hétéromorphe.

Sur une coupe histologique on y voit des alvéoles irrégulières formant un système caverneux renfermant une moelle rouge, très fluide, composée de cellules arrondies ou anguleuses et de globules sanguins. Les travées des alvéoles sont constituées par des corpuscules anguleux, irrégulièrement disposés et plus gros que les ostéoblastes normaux.

3° Enfin l'os ancien est lui-même plus ou moins altéré, plus mou, suivant l'époque à laquelle remonte le début du rachitisme.

b) Toujours sur une coupe longitudinale d'un os long mais en allant du côté de l'épiphyse, on trouve le noyau qui doit plus tard constituer cette épiphyse encore inclus dans le cartilage. Ce noyau est souvent d'aspect normal, quelquefois au lieu d'un seul point d'ossification on en trouve plusieurs ; quelquefois aussi, dit Broca, on peut distinguer quelques nodules cartilagineux au sein du noyau osseux.

A la péripherie de ce noyau osseux, le cartilage épaissi constitue extérieurement les saillies appelées nouures.

II. *Sur des coupes perpendiculaires de la diaphyse* d'un os rachitique on observe que le canal médullaire a subi un étranglement dans sa pórtion moyenne et des évasements à ses extrémités. Dans ces points, il n'est pas rare de constater que le tissu aréolaire de l'os a disparu, et que le tissu spongoïde arrive au contact de la moelle. La moelle est rouge violacée.

Le périoste au lieu de se comporter normalement produit un tissu pathologique rouge rappelant un tissu spongoïde. Virchow l'a nommé tissu ostéoïde ; son épaisseur est variable suivant les points ; il est plus épais dans la concavité des courbures de l'os que sur la convexité ; entre le tissu ostéoïde et la moelle le tissu compact est devenu feuilleté, ses lamelles sont isolées les unes des autres par des couches de moelle, les vaisseaux osseux sont augmentés de volume, de sorte que la portion réellement solide de l'os a considérablement diminué. Aussi les os s'incurvent sous l'action de la pesanteur et peuvent même être coupés au couteau.

Os plats.

Les os plats sont altérés comme la diaphyse des os longs ; entre deux couches de tissu ostéoïde sous-périostique, le tissu osseux a pris la disposition feuilletée en lamelles concentriques séparées par de la moelle.

Os courts.

Dans les os courts, les points d'ossification sont plus nombreux qu'à l'état normal, on trouve dans les parties ossifiées des perles cartilagineuses analogues à celles des noyaux épiphysaires. Autour des noyaux ossifiés une couche de tissu spongoïde et des vaisseaux plus nombreux et plus volumineux qu'à l'état normal.

Telles sont les modifications macroscopiques et histologiques rencontrées sur les os d'enfants frappés de rachitisme typique. Nous aurons à comparer ces lésions avec celles que nous rencontrerons dans les manifestations tardives du rachitisme. Mais on comprend facilement que pendant la période de l'adolescence, le développement des os est déjà assez avancé, il est aussi beaucoup moins intense que pendant l'enfance, il va donc en résulter forcément des modifications dans l'aspect anatomique des lésions rachitiques.

Nous allons maintenant exposer les formes cliniques du rachitisme tardif, faisant suivre chacune de ces formes de l'exposé des notions anatomo-pathologiques que nous possédons aujourd'hui sur chacune d'elles, afin de montrer les liens qui nous paraissent devoir les faire rattacher à une lésion identique à celle qui produit les troubles osseux dans le rachitisme infantile.

BIBLIOTHÈQUE NATIONALE R.F. IMPRIMÉS

CHAPITRE III

Etude clinique.

Nous ne voulons pas entrer ici dans la description complète et détaillée des symptômes du rachitisme infantile typique ; nous nous bornerons à rappeler les principaux, afin de mieux montrer la similitude des déformations qui existent dans le rachitisme ordinaire et dans le rachitisme tardif.

Chez les jeunes enfants, le début est ordinairement marqué par des troubles digestifs, surtout de la diarrhée et du ballonnement du ventre ; puis survient une phase de paresse extrême pour tout ce qui est mouvement ou effort. La dentition est retardée et deviendra irrégulière.

Les déformations du squelette ne tardent pas à apparaître.

Ce sont d'abord les gonflements épiphysaires, les nouures que Trousseau, dans ses cliniques, compare au boursouflement de l'écorce d'un arbre dont on a étranglé le tronc ou les branches, puis les courbures dans la diaphyse des os longs ou dans la colonne. Ces courbures jointes aux nouures arrivent à donner lieu à des déviations des membres parfois considérables surtout au niveau des genoux et des poignets. Les côtes, comme les autres os longs, présentent des nouures en avant, vers leurs articulations avec les cartilages costaux, ces nouures portent le nom de chapelet costal.

Les os du crâne participent aussi aux déformations rachitiques, grâce au défaut de soudure des différentes pièces entre elles. La boîte cranienne augmente de volume surtout les bosses pariétales et frontales, tandis que la face participe très peu à ce développement. Sur certains points de la voûte, des espaces mous et dépressibles donnent au doigt une sensation de parchemin.

Le rachitisme tardif nous offre-t-il des lésions comparables ?

Nous répondons sans hésitation à cette question par l'affirmative ; mais nous faisons immédiatement remarquer que les conditions pathogéniques du rachitisme tardif étant complètement différentes de celles du rachitisme infantile, on ne doit pas chercher une similitude parfaite entre les manifestations de cette même affection pendant l'enfance et l'adolescence.

« Mon attention, dit Cl. Lucas dans *the Lancet*, 1883, a été appelée sur une forme de rachitisme se produisant vers l'âge de la puberté ; il est possible que quelques-uns n'acceptent pas le terme de rachitisme dans ces cas, mais pour moi, je n'ai pas le moindre doute sur l'identité de la forme particulière que j'examine et de celle qui est produite dans l'enfance par une nourriture défectueuse et la mauvaise nutrition qui en est la conséquence, facteurs qu'on peut regarder comme contribuant au rachitisme des adolescents. »

Pour le même auteur, les manifestations du rachitisme tardif sont les suivantes : on observe un certain élargissement des épiphyses et un degré considérable de courbure des os, passant souvent inaperçu ou dont la nature est méconnue, ces modifications du squelette portent surtout sur la colonne vertébrale où l'on peut trouver des déviations en arrière ou latérales, sur les genoux déformés par le *genu valgum* ou sur les pieds qui deviennent plats et douloureux. Certains auteurs nient le rachitisme tardif : la caractéristique du rachitisme, disent-ils, est d'affecter tous les os et de produire un arrêt de développement osseux ; si donc tous les os ne sont pas affectés, si la croissance n'est pas suspendue pendant l'adolescence. c'est que le rachitisme n'a pas été la cause de l'affectation.

Dans un traité de l'ostéotomie, Mac-Ewen répond à cette objection : « L'âge, il ne faut pas l'oublier, exerce une influence modificatrice en ce qui concerne à la fois les parties les plus frappées et aussi l'intensité de l'action. Assurément le rachitisme arrête le développement des os, mais on ne peut s'attendre à voir une diminution sensible de la taille chez une personne dont le corps aura atteint sa plus grande hauteur, ni une disproportion excessive entre la face et la tête pour la même raison. »

Mac-Ewen résume parfaitement en ces quelques lignes les idées qui doivent diriger l'étude du rachitisme tardif. Pour qu'un os subisse l'atteinte du rachitisme, il faut qu'il soit encore à une période d'accroissement et pendant la période d'accroissement les os sont d'autant plus frappés que cet accroissement est plus intense. Dans le rachitisme infantile on observe parfaitement ce fait. Les os longs sont autrement touchés que les os courts ou les os plats, aussi les déformations sont-elles autrement plus marquées sur les membres que partout ailleurs.

Vers l'âge de deux ou trois ans, l'accroissement des os subit un ralentissement considérable dans l'intensité du développement, et cette activité se réveille au moment de l'adolescence pour achever de donner aux os leur longueur définitive. C'est avec ce réveil d'activité des os que coïncide le rachitisme tardif, mais ce réveil n'étant jamais comparable à l'intensité de la première période de développement, les manifestations du rachitisme en seront modifiées. Nous les verrons porter plus spécialement sur les os longs ; la tête sera respectée, le crâne ayant terminé son développement, ou s'il ne l'a pas encore terminé offrant un travail d'accroissement très lent.

D'une façon générale on peut dire que le rachitisme tardif diffère de la forme infantile par deux points surtout :

Il est très rare qu'il y ait une période prémonitoire de troubles digestifs ;

Il est rare aussi de voir une poussée de rachitisme généralisée comme dans la première enfance.

Dans l'étude qui va suivre des formes cliniques du rachitisme tardif, nous diviserons ces formes en : rachitisme tardif généralisé, rare ainsi que nous venons de le dire, mais dont il existe cependant des cas ; et rachitisme tardif localisé sur un ou sur un petit nombre de points du squelette ; ce dernier groupe contenant les cas de beaucoup les plus nombreux, en particulier les cas les plus typiques de *genu valgum* ou *varum* et de scoliose, cas dits des adolescents.

Il est bien évident en effet que nous n'avons pas l'intention de donner comme unique pathogénie le rachitisme tardif à toutes les scolioses, à tous les cas de *genu valgum*, etc., mais nous croyons devoir rattacher au rachitisme tardif toutes ces déformations du squelette qu'on appelle essentielles et qui se développent chez des adolescents.

Peu d'auteurs ont cherché quelles pouvaient être les causes de cette poussée tardive du rachitisme. En Allemagne ils incriminent surtout les affections générales amenant une dénutrition du sujet ; en Angleterre, Lucas a d'abord attribué le rachitisme tardif presque exclusivement à des habitudes d'onanisme ; puis, sans abandonner cette première cause de débilitation, il tend à prouver que l'albuminurie est assez fréquente dans ces cas, et se demande s'il n'y a pas entre cette élimination anormale de l'urine et le rachitisme tardif une relation de cause à effet. M. le professeur agrégé Jaboulay fait remarquer la coïncidence fréquente de l'apparition de la maladie avec l'établissement des fonctions génitales. La transformation considérable qui s'effectue à cette période de la vie dans l'organisme n'entrerait-elle pas pour une large part dans l'anémie qui amènera des troubles d'ossification ?

Ces questions de pathogénie seraient intéressantes à étudier non seulement au point de vue scientifique, mais aussi pour le traitement.

CHAPITRE IV

Forme généralisée.

La forme aiguë est très rare. Elle rappelle beaucoup le tableau du rachitisme infantile typique. Très souvent on note comme ayant amené la dénutrition, une maladie grave ou une série d'affections générales se succédant les unes aux autres ; souvent aussi les auteurs notent des modifications survenant dans le caractère des malades ; ceux-ci deviennent paresseux et perdent leur gaîté ; c'est en somme ce qu'on observe parfois au début du rachitisme de la période infantile. Les malades accusent des douleurs profondes, qu'ils localisent nettement dans leurs os, et enfin se montrent les déformations du squelette. Parmi les plus fréquentes il faut citer le gonflement épiphysaire, envahissant sinon toutes les extrémités des os longs, du moins un bon nombre d'entre elles, les côtes n'étant pas respectées et présentant les nodosités du chapelet thoracique tout comme chez les enfants. Pour les auteurs anglais et Clutton en particulier, ce gonflement épiphysaire est pathognomonique ; pour eux il faut absolument le trouver avant d'affirmer la nature rachitique des autres déformations osseuses. Lucas va moins loin et croit encore au rachitisme quand il se trouve en présence de torsions ou d'incurvations des os sans qu'il y ait de gonflement épiphysaire. Puis surviennent des changements de direction des os ; ceux-ci ramollis par la maladie s'incurvent sous l'action de la pesanteur ou même sous la traction tonique des muscles. On peut observer tous les degrés possibles dans ces déformations ; elles se compliquent souvent de *genu valgum* ou *varum*, de scolioses, de pieds plats. Le crâne seul est respecté à cause de son accroissement très peu marqué à ce moment.

Voici quelques observations que nous avons pu recueillir dans la littérature médicale.

Observation I

(Mac Ewen, *Traité de l'ostéotomie.*)

Un garçon de quinze ans bien portant prend la scarlatine, et à peine remis de cette fièvre éruptive, est pris de bronchite grave. Guéri de cette dernière maladie, il peut reprendre ses occupations de commis. Mais il ne tarde pas à ressentir des douleurs dans les membres, spécialement au niveau du genou. Son caractère se modifie ; d'actif qu'il était il devient paresseux, languissant, évitant tout exercice. Il perd l'appétit, présente un relâchement des intestins avec selles fétides et souvent des sueurs profuses autour de la tête et du cou surtout pendant la nuit. Il abandonne son travail environ une quinzaine de jours après l'apparition de ces symptômes. Les douleurs des membres étaient particulièrement vives quand il essayait de marcher ou même quand il s'appuyait sur les bras, de sorte qu'il n'était à l'aise que lorsqu'il gardait le repos complet dans la position horizontale. Ces symptômes s'amendèrent notablement dans l'espace d'un mois, grâce aux soins médicaux ; mais il resta très faible et très prostré, et dans le second mois qui suivit le début de cette maladie, ses membres inférieurs commencèrent à se courber en dehors. Les extrémités des os de l'avant-bras étaient gonflées et douloureuses au toucher comme aussi les extrémités inférieures des fémurs, ses muscles étaient flasques ; il avait cet aspect épuisé et cette teinte terreuse de la peau qui caractérisent le rachitisme dans sa forme grave. Dans l'espace de six mois après le début de l'attaque il eut des *genu varum* très développés ayant été forcé de prendre trois mois auparavant un emploi qui l'obligeait beaucoup à marcher.

Mac-Ewen rapporte encore deux cas analogues ayant évolué chez des adolescents de douze ans et dix-huit ans. Ce dernier avait un frère qui pendant son enfance avait eu un rachitisme très marqué.

Observation II

(H. Clutton, in *St-Thomas's Hospital Rep.*, 1886).

L. W., petite fille, douze ans.

Antécédents héréditaires. — N'a pas connu son père, mère morte quand la malade n'avait que six semaines.

Elle était la plus jeune de trois enfants.

La malade raconte qu'elle n'a marché qu'à trois ans et demi, la dentition s'est faite tardivement, mais on ne nota aucune déformation jusqu'à il y a dix-huit mois.

Lorsque la station et la marche furent possibles, les membres étaient tout à fait droits, mais l'enfant était délicate et peu portée aux jeux de son âge. Elle pouvait pourtant courir facilement.

C'est il y a dix-huit mois (dix ans et demi) que ses jambes commencèrent à se plier, mais le début fut long et insidieux.

Il y a six mois, elle commença à se balancer en marchant, sa démarche était gauche et maladroite. Ces phénomènes ont beaucoup augmenté depuis quelques mois. D'après sa tante, ses poignets auraient doublé, ses chevilles ont aussi grossi et une proéminence est apparue à la région sacrée. Ces déformations ne sont pas antérieures à Noël de l'année dernière. La tante l'affirme avec netteté.

Actuellement la malade a une bonne apparence, la taille est assez élevée, les seins ont un développement exagéré et ressemblent à ceux d'une fille de seize ans. La menstruation est apparue depuis quatre mois. Ni albuminurie, ni sucre dans l'urine. La démarche est disgracieuse, il y a du déhanchement.

La courbure des membres inférieurs n'est pas très exagérée. Lorsque les pieds sont joints, l'intervalle entre les genoux est de 4 pouces. Il semble que la jambe droite est plus incurvée que la gauche, différence plus apparente que réelle, étant donné l'inclinaison du corps que l'enfant a contractée depuis longtemps.

La courbure est particulièrement accentuée aux épiphyses supérieures et inférieures du tibia. Il existe aussi une courbure antéro-postérieure nette. Les fémurs ne sont pas courbés. Les courbures anatomiques de la clavicule sont exagérées, il y a sur chacune un gros tubercule sous-deltoïdien. Tous les autres os sont indemnes.

Toutes les articulations sont augmentées de volume surtout les genoux, les chevilles et les poignets. Les épaules font également une saillie notable, coudes normaux. Au poignet l'hypertrophie de l'extrémité inférieure du radius est assez frappante pour avoir été remarquée par la tante de la malade. Hypertrophie très nette également des deux malléoles. Pas de douleur ou de sensibilité exagérée en aucun point. Il existe un chapelet costal aussi prononcé que dans n'importe quel cas de rachitisme infantile. Les extrémités fémoro-tibiales sont volumineuses ainsi que l'extrémité inférieure du tibia. Toutes les épiphyses où l'ossification n'est pas terminée sont augmentées de volume.

Le crâne est normal, ce qui confirme l'opinion que le rachitisme a été tardif, car la rapidité de la croissance n'est pas aussi grande à cet âge pour le crâne que pour les os longs. Si le développement s'était fait dans la première enfance, le crâne aurait subi des déformations qu'il présente dans le rachitisme infantile.

Observaition III

(Pitts, cité par Clutton).

M. F., âgée de quatorze ans a une torsion extrême des jambes avec hypertrophie des épiphyses de même nature que le rachitisme infantile.

Son père vivant est bien portant, a quarante et un ans. Sa mère est morte des suites de couches.

La malade, qui était âgée de six semaines, quand sa mère est morte, fut alimentée avec du pain et du biscuit aussi bien qu'avec du lait. Elle commença à marcher à douze mois et put courir à un an et demi. Ses os à cette époque étaient développés et forts et le père est absolument certain qu'il n'y avait pas d'augmentation de volume, comme on en observe maintenant.

L'enfant fut toujours bien nourrie et depuis son enfance on lui donna chaque jour des légumes et de la viande. Le père n'ayant pas d'autre enfant put consacrer tous ses soins à sa fille à laquelle il portait beaucoup d'intérêt.

La malade a eu la scarlatine, elle a eu deux fois la rougeole. La dernière fois elle avait environ six ans, elle a eu deux fois la coqueluche. Il y a quatre ans elle vint à l'hôpital avec les pieds plats et fut traitée. A cette époque on n'observait rien aux jambes et pas d'augmentation des épiphyses.

Il y a deux ans qu'on constata les premiers signes du côté des jambes. Depuis cette époque jusqu'à ce jour, l'incurvation a fait beaucoup de progrès, surtout depuis les six derniers mois. Le père ne peut préciser à quelle époque il a constaté pour la première fois de l'hypertrophie épiphysaire. Il croit cependant pouvoir dire qu'il y a peu de temps.

Cette fille est très petite pour une enfant de son âge. Lorsque nous comparons les deux malades l'une avec l'autre, la malade de M. Pitts, quoique âgée de deux ans de plus, est la plus petite des deux à tous les points de vue; cette enfant est moins développée, les os sont plus petits et les seins juste visibles; les aréoles sont aussi celles d'une fille beaucoup plus jeune.

En somme, le développement sexuel, qui avait déjà un caractère très accentué chez la fillette de douze ans, est chez la malade qui nous occupe, âgée de quatorze ans, très peu accentué. La nutrition est languissante, son corps est mince et fluet, mais pourtant elle a toute l'apparence d'une bonne santé, elle n'a pas encore été réglée et son urine est normale, sa démarche est satisfaisante eu égard à sa difformité, elle marche même mieux que l'autre fille dont pourtant les courbures étaient moins marquées. La jambe droite est en *genu valgum* très marqué, la gauche en *genu varum*, ce qui produit une combinaison de difformité qui n'est pas rare chez les jeunes enfants à membres inférieurs tordus; pas d'incurvation sur les autres os longs.

L'intérêt spécial de cette observation réside en ce fait que beaucoup d'épiphyses avaient subi une hypertrophie analogue à celle observée sur la malade mentionnée plus haut. Aucune d'entre elles n'était aussi grosse et aussi proéminente, mais les mêmes changements étaient en train de s'accomplir au niveau de la ligne épiphysaire. Les mêmes nodosités pouvaient être senties aux poignets et aux chevilles comme chez la première malade. Ces nodosités sont du reste caractéristiques du rachitisme infantile.

Les côtes présentaient un chapelet très accentué, mais le thorax ne présentait aucune déformation. Le crâne et la colonne vertébrale étaient normaux. Ainsi cette enfant offrait tous les caractères ordinaires du rachitisme infantile, sauf cette restriction que, dans les points où l'ossification est incomplète, les épiphyses semblent rester indemnes.

Observation IV

(Lucas, *The Lancet*, 1883).

Garçon, quinze ans, employé d'assurance.

A la suite d'une maladie (non indiquée) à l'âge de quatorze ans, ce jeune homme était devenu de plus en plus faible. Il s'était plaint de douleurs dans le dos, de faiblesse des jambes et de lassitude générale. Depuis quelque temps il était incapable de monter les escaliers du bureau dans lequel il était employé à faire les courses. Son attention fut attirée d'abord par sa marche, le pied appuyait sur le sol par son côté externe et ses genoux se plaçaient en dedans. A l'examen on trouva les malléoles élargies, la voûte plantaire affaissée, un degré léger encore de *genu valgum* et quand le thorax fut découvert, une quadruple courbure de la colonne ainsi qu'un élargissement de l'extrémité antérieure des côtes.

Observation V

(Drewitt, in *Transact. Soc. path.*, de Londres, 1881).

A la Société pathologique de Londres, en 1881, le Dr D. Drewitt a présenté un jeune garçon d'une dizaine d'années offrant un cas remarquable de rachitisme tardif généralisé. Voici l'observation relatée dans les *Transactions* de cette Société :

Père et mère bien portants et forts, issus d'une famille où l'on atteint un grand âge, six frères ou sœurs bien portants n'ayant jamais eu de traces de rachitisme. Pas de syphilis héréditaire.

La mère raconte qu'elle a sevré cet enfant à deux mois et qu'il a été nourri avec de la fleur de blé et de l'arrow-root. Les dents poussèrent de bonne heure et bonnes, les jambes étaient droites ; à deux ans, l'enfant pouvait se promener et courir, à cinq ans il a commencé à aller à l'école. A neuf ans et demi, à la suite d'une longue bronchite, les jambes sont devenues douloureuses et incapables de le porter. Sa mère remarqua alors qu'elles étaient légèrement déformées. A partir de ce moment la difficulté de la marche augmenta et l'enfant ne pouvait plus se déplacer qu'en s'appuyant ou plutôt en se traînant sur le sol à l'aide des mains. Les avant-bras se déformèrent aussi en même temps que les jambes se déviaient de plus en plus, enfin les muscles furent frappés d'atrophie. Dans cet état, il fut amené à l'hôpital des enfants malades il y a un an et entra dans le service du Dr Cheadle.

A son entrée, l'enfant présente les déformations suivantes : le thorax est tordu et présente une constriction marquée au niveau de la ligne mammaire (thorax en sablier). Le dos est arrondi, la colonne offre une courbure latérale avec proéminence des angles des côtes à droite. Les épaules font saillie en avant et la distance entre elles a diminué grâce à l'inclinaison des clavicules. Les extrémités sternales de ces os sont élargies et sur les côtes existe un chapelet très marqué, tous les os longs sont déformés. Les deux humérus offrent une convexité en avant et en dehors sur toute leur hauteur. Les os de l'avant-bras sont aussi fortement courbés en dehors, le point de courbure le plus marqué siégeant à quelques travers de doigts du poignet. Il existe des nouures considérables au poignet.

L'abdomen est distendu, cependant le foie et la rate paraissent normaux.

A droite, au fémur, existe une première courbure sur les trois quarts supérieurs formant une courbe à convavité externe et une seconde courbure sur le quart inférieur porte l'os brusquement en arrière presque à angle droit, sur le reste de l'os.

Les condyles sont fortement augmentés de volume. Le condyle interne du tibia est aussi plus considérable que l'externe déterminant un *genu valgum* très marqué au point de provoquer une luxation en dehors de la rotule, quand on fléchit la jambe ; au-dessous du genou, la déviation de la jambe par le *genu valgum* est encore exagérée par une courbure du tibia et du péroné à convexité interne ; à gauche le fémur est incurvé en arrière, le tibia également, mais sur un même plan antéro-postérieur, aussi ne luxe-t-on pas la rotule par flexion de la jambe.

Sur les deux tibias les malléoles sont hypertrophiées. L'enfant ne peut pas se tenir debout ; quand il essaye de le faire, il éprouve de grandes douleurs aux genoux, il se déplace assis en s'aidant des mains.

Un ou deux mois après son admission à l'hôpital, il eut des gonflements douloureux sur des surfaces osseuses appréciables sous la peau, en particulier sur le tibia et le maxillaire inférieur.

Il n'a pas cessé de tousser et présente aux poumons des signes de bronchite généralisée qui se traduit encore par une expectoration abondante de liquide muco-purulent.

Traitement. D'abord soumis à l'huile de foie de morue, son état continue à empirer : on lui fait prendre alors de l'iodure de potassium qui amène une amélioration très sensible surtout de ses lésions pulmonaires.

Drewitt, *Transact. Soc. path.*, London, 1891. Après la présentation de cet enfant, la Société pathologique constitua une commission pour étudier ce cas. Dans le rapport annexé à cette observation, nous trouvons ceci :

« Nous ne pensons pas qu'il y ait là un cas d'ostéomalacie. A tous les points de vue, cette maladie est identique au rachitisme, mais cependant nous hésiterions à nous prononcer d'une façon précise à ce sujet, sans avoir eu l'occasion d'examiner les extrémités épiphysaires des os longs au point de vue histologique. »

Nous pouvons ajouter que l'enfant en question mourut environ deux ans après avoir été présenté à la Société pathologique, dans l'article du *S' Thomas's Hospital*

Report, 1884, de H. H. Clutton, nous trouvons confirmation de ce fait :

« Dans la discussion sur le rachitisme à la Société pathologique de Londres de novembre 1880, le Dr Drewitt présenta une jeune rachitique de dix ans, dont l'observation démontrait que l'affection peut avoir une origine beaucoup plus tardive qu'on ne le croit généralement. Deux ans après, cet enfant mourut. L'autopsie fut pratiquée par les Drs Barlow et Abercrombie; on enleva plusieurs os, actuellement conservés au musée de l'hôpital des enfants, Great Osmond Street, ces pièces présentent tous les caractères du rachitisme des enfants. »

Nous n'avons pas pu, malheureusement nous procurer les détails de cette autopsie, ni la description des lésions histologiques de ces os.

CHAPITRE V

Formes localisées.

De beaucoup les plus fréquentes, les formes localisées du rachitisme tardif se présentent soit nettement localisées en un seul point du squelette, soit parfois combinées sur plusieurs points. Les formes les plus ordinaires sont surtout les déformations du genou et celles de la colonne. Le *genu varum* et le *genu valgum* se rencontrent surtout chez les jeunes garçons, les scolioses étant plus fréquentes chez les jeunes filles.

Cette sorte de sélection s'explique assez facilement par la différence des occupations à cet âge. On sait bien que le rachitisme même chez les enfants ne crée pas les déviations osseuses, mais seulement provoque un ramollissement des os qui peuvent alors s'incurver et modifier leur forme primitive sous l'influence des pressions extérieures et même des contractions musculaires.

Les jeunes filles ont surtout des occupations sédentaires,

leurs fémurs n'ont pas à supporter longtemps le poids du corps, par contre leur colonne subit facilement des déviations produisant ordinairement la scoliose, plus rarement la lordose ou la cyphose. Chez les garçons, au contraire, on note les cagnosités, les déviations du genou en dehors provoqués par des métiers exigeant soit des courses fréquentes, soit une station debout prolongée.

Nous allons passer en revue les principales déformations du rachitisme tardif localisé. Après les incurvations de la colonne et les déformations du genou, nous verrons que certains pieds plats doivent être rapportés au rachitisme tardif, il en est de même d'exostoses épiphysaires multiples, de courbures des os longs.

Genu valgum et genu varum des adolescents.

Le *genu valgum* est caractérisé par le rejet du genou en dedans de la ligne tirée de la tête du fémur au milieu de l'articulation tibio-tarsienne.

Normalement cette ligne passe au centre de l'articulation fémoro-tibiale.

Il résulte de cette difformité que le membre inférieur forme dans son ensemble un angle ouvert en dehors et dont le sommet correspond à l'interligne articulaire du genou. La grandeur de l'angle ainsi formé varie beaucoup suivant les cas : tantôt il est très obtus, c'est-à-dire que l'attitude est à peine changée, tantôt il se rapproche plus ou moins de l'angle droit, vers le degré le plus prononcé de la difformité.

En même temps que l'angle augmente, la malléole

interne du côté atteint s'éloigne davantage de la malléole du côté opposé. C'est généralement cette distance qui sert de mesure au *genu valgum* plutôt que la mensuration de l'angle fémoro-tibial.

La diformité peut être bilatérale donnant ainsi au sujet debout une attitude qui justifie bien l'appellation de X.-Bein donné en Allemagne au *genu valgum* double. Dans ces cas, surtout lorsque la difformité est accentuée, on croirait au premier abord que la marche doit être impossible. Elle l'est néanmoins et rendue relativement satisfaisante grâce à la position en partie fléchie des cuisses sur la jambe. Le malade marche les genoux modérément fléchis, or on sait que dans la flexion la difformité disparaît. Cette attitude corrige donc en partie la cagnosité.

Mais, malgré cette correction partielle, la jambe est encore trop déjetée en dehors pour que la marche soit bien assurée. Si le pied conservait sur la jambe sa direction normale, le bord interne seul reposerait sur le sol. Dans une telle attitude le point d'appui pris par le pied ne serait pas assez stable pour assurer la solidité de la marche. Aussi voit-on se produire une déviation du pied, une sorte de rotation autour de la malléole interne, ayant pour résultat de relever fortement le bord interne, d'élever le cou-de-pied, de mettre au contact du sol le bord interne du pied surtout au niveau du talon, tandis que les orteils semblent s'accrocher au plancher.

Cette disposition a été niée par beaucoup d'auteurs prétendant que souvent le *genu valgum* s'accompagne de pied-plat. Pour Mac-Ewen, il y a bien au début du *genu valgum* une tendance au pied plat pendant la période où le système musculaire est affaibli, mais cette tendance n'est que passagère et fait place à la déformation définitive du pied arqué et prenant un point d'appui par le bord interne.

Le *genu varum* est caractérisé par la difformité opposée à celle du *genu valgum*. Ici le fémur et le tibia sont le plus souvent atteints simultanément. La ligne verticale abaissée de la tête du fémur passe en dedans de l'articulation du genou, de sorte que le membre inférieur envisagé sur toute sa longueur forme un arc de cercle à rayon variable dont la flèche abaissée du genou sur la ligne verticale précédente sert à mesurer le degré.

Dans les cas moyens, le fémur est courbé seulement dans son tiers inférieur, dans les cas graves, toute la tige fémorale est incurvée. Du côté du tibia la courbure porte plus souvent sur toute la hauteur de l'os ; le péroné est également courbé.

Dans le *genu varum* on observe parfois le pied plat.

Le *genu varum* peut être unilatéral ou bilatéral, parfois on note un *genu varum* et un *genu valgum* sur le même sujet.

Certains auteurs, Holmès Cootes en particulier, ont prétendu que le *genu valgum* ou *varum* était dû à une maladie distincte du rachitisme, toutes les fois que cette difformité apparaissait pendant l'adolescence. Little, Tillaux sont aussi de cet avis. Aucune preuve n'a été apportée en faveur de cette opinion, tandis qu'un certain nombre de faits militent contre elle. Sans parler de la parfaite ressemblance entre les déviations du genou nettement rachitiques pendant la première enfance, et les déformations tardives de l'adolescence, il faut tenir compte de la coïncidence fréquente d'autres déformations également semblables à celles que donne le rachitisme aux petits enfants ; de la coïncidence bien établie entre le rachitisme et le *genu varum* ou *valgum* dans les mêmes régions : Lyon pour la France, Gloscow pour l'Ecosse — « cette production de deux affections dans les mêmes lieux permet, dit Kirmisson [1], de leur reconnnaître jusqu'à un certain point une communauté d'origine. » En certains cas, les déviations du genou sont précédées d'une période prodromique qui rappelle parfaitement celle du rachitisme infantile, témoin l'observation de Mac-Ewen que nous avons rapportée plus haut.

Dans le *Traité de l'ostéotomie*, Mac-Ewen termine ainsi, par les réflexions suivantes, la discussion de l'origine des déformations du genou :

« 1° L'étiologie des difformités osseuses du genou pendant l'adolescence est identique à celle des difformités du rachitisme infantile :

« Quelque cause de débilité sérieuse et prolongée.

« 2° Elles présentent les mêmes localisations.

« 3° La période de la vie durant lesquelles ces difformités se produisent est limitée et identique à la période pendant laquelle le rachitisme attaque le corps.

« La période de la croissance :

« 4° Des difformités physiquement identiques à celles ci-dessus mentionnées proviennent du rachitisme et dans quelques cas examinés, les caractères histologiques étaient les mêmes.

« D'après de tels faits, on ne peut douter que le rachitisme ne puisse se manifester durant l'adolescence. Il n'y

[1] *Maladies de l'appareil locomoteur.*

a aucune raison *a priori* pour considérer le *genu valgum* ou *varum* et les autres courbures des membres inférieurs comme provenant d'un autre état que de l'état rachitique. » (Mac-Ewen, *Traité de l'ostéotomie*, trad. de Demons.)

Mac-Ewen fait allusion, en parlant d'examens histologiques, aux recherches de Mikulicz. Celles-ci sont en effet très concluantes et nous ne saurions mieux faire que de traduire ici les considérations d'anatomie pathologique que cet auteur a publiées dans les *Archives* de Langenbeck.

Ces recherches ont porté sur plusieurs cas de *genu valgum*, et sont accompagnées de figures très fines que nons regrettons de ne pouvoir pas ajouter à cette traduction.

La première représente la coupe transversale du fémur normal d'un adolescent. On y voit le cartilage de conjugaison, haut d'1 à 2 millimètres, seulement en majeure partie constitué par du cartilage hyalin et une zone très fine, bleue foncée, à la limite de la diaphyse ; zone de prolifération.

Sur la coupe du fémur d'un *genu valgum* de dix-huit ans on est frappé de voir son élargissement considérable du cartilage épiphysaire. Le cartilage hyalin est fort peu augmenté ; ce qui est surtout anormalement élargi, c'est la zone de prolifération qui atteint une largeur de 2 à 3 millimètres formant une raie bleuâtre entre le cartilage hyalin et la zone osseuse.

Sur le fémur d'un apprenti menuisier, âgé de dix-huit ans, cette disposition est plus accentuée. La zone de prolifération atteint ici 3 à 4 millimètres et le cartilage hyalin n'apparaît entre celui-ci et la zone épiphysaire que comme un liseré mince et blanchâtre.

L'examen microscopique de l'os décalcifié confirme l'hypothèse de l'augmentation en masse de la zone de prolifération. Cette zone bleuâtre est constituée par des rangées de cellules étroitement pressées les unes contre les autres et disposées en séries longitudinales, réunies par une substance intermédiaire peu abondante. On a de la peine à reconnaître les contours des cellules cartilagineuses qui ont proliféré en groupes disposés en séries longitudinales.

Sur deux autres fémurs on trouve des lésions analogues, le cartilage épiphysaire atteint ici la largeur considérable d'1 à 2 centimètres. La zone de prolifération seule atteint par place une largeur d'1 cm. 1/2. On y voit aussi cette particularité intéressante, que cette zone est environ d'une à deux fois plus large du côté interne que du côté externe. Il en résulte que le cartilage épiphysaire entier est plus large en dedans qu'en dehors. Du côté de l'os, la zone de prolifération est très irrégulièrement limitée. Les deux substances se copénètrent par de longues dents.

Sur le milieu de l'os le cartilage hyalin est relativement mince, tandis que de chaque côté il s'épaissit et se continue directement avec le cartilage articulaire lui-même anormalement épaissi sur le segment postérieur des condyles; cette disposition s'observe surtout bien sur une coupe du fémur antéro-postérieure.

Sur la coupe transversale du fémur on note encore un déplacement de l'épiphyse en masse coudée sur la diaphyse. Du côté interne au niveau du cartilage de conjugaison existe un angle, le vide qui résulte en dehors de cette déviation est comblé par un tissu spongieux à grandes alvéoles, sorte de masse caleuse.

Il n'y a pas dans ce cas qu'une modification de forme dans la zone de prolifération ; on trouve encore au microscope une modification considérable dans le type de prolifération des cellules cartilagineuses. Au lieu de cellules filles rangées en séries longitudinales, on y trouve tantôt des amas irréguliers de cellules plus ou moins grosses avec substance intermédiaire rare, amas pouvant avoir plusieurs millimètres de diamètres ; tantôt au milieu de substance intermédiaire abondante on trouve des groupes cellulaires encore entourés d'une capsule comme montrant leur filiation. Mais en aucun point on ne rencontre de cellules-mères, tandis qu'on trouve trois à cinq cellules filles entourées d'une capsule commune. Le cartilage de prolifération n'a pas de limites bien nettes avec la zone osseuse de la diaphyse ou de l'épiphyse. Les deux substances s'engrainent réciproquement et par place des îlots de cartilage de la grosseur d'une graine de chanvre à un pois sont isolés complètement du reste du cartilage épiphysaire. Enfin des papilles médullaires qui pénètrent dans le cartilage sous forme de longues chevilles ramifiées sont beaucoup grossies.

Dans ces trois mêmes cas, le cartilage épiphysaire du tibia présentait des lésions analogues dans le dernier cas surtout, la zone de prolifération était plus épaisse en dedans qu'en dehors (Mikulicz, *Arch. de Langenbeck).* Qu'on se reporte à l'anatomie pathologique du rachitisme normal infantile, et que l'on compare avec la description de Mikulicz, on sera frappé de l'analogie de ces deux descriptions. Il n'y a guère de changé que les appellations des différents tissus. La zone de prolifération, c'est la couche chondroïde de Broca, le tissu spongoïde de Rufz existe aussi : c'est ce que Mikulicz appelle des papilles médullaires agrandies pénétrant dans le cartilage sous forme de chevilles ramifiées, et la masse calleuse répond à la couche ostéoïde.

Dans les *Bulletins* et *Comptes rendus de la Société pathologique de Londres*, 1881, H. Morris rapporte une observation de *genu valgum* amputé pour une cause accidentelle et dont l'examen de la pièce peut être rapproché de ceux, précédemment cités, publiés par M. Mikulicz.

Scoliose des Adolescents.

Les déformations du genou sont surtout fréquentes chez les garçons que des occupations pénibles obligent à rester debout longtemps ou à marcher beaucoup. Chez les jeunes filles on en observe bien moins, mais par contre on note chez elles de nombreuses déviations de la colonne : lordoses, cyphoses et surtout des scolioses.

Ces incurvations de la colonne ont été attribuées à des causes multiples qui toutes se résument en ceci : changement dans les conditions d'équilibre de la colonne.

L'anatomie pathologique démontre qu'il y a non seulement inclinaison latérale, mais encore une véritable torsion du rachis scoliotique. Ses inclinaisons latérales pourraient être expliquées par la simple action mécanique de la pesanteur comme du reste on est forcé de l'admettre pour les scolioses purement statiques, symptomatiques d'une affection de la plèvre, d'une cicatrice thoracique étendue ou d'un trouble dans l'équilibre des membres supérieurs ou inférieurs ; mais la rotation s'exécutant non pas autour d'un axe passant par les apophyses articulaires comme le voulait Henke, mais comme l'a démontré Lorenz autour d'un axe passant par les lames solidement réunies par les ligaments jaunes, ne peut être expliquée que par le fait d'un développement inégal du corps des vertèbres.

Mais quelle est la cause première de cet accroissement irrégulier du corps vertébral ?

On a déjà depuis longtemps rejeté l'idée de Vincent Duval voulant faire intervenir une inflammation du tissu osseux et du tissu cartilagineux. La théorie de la surcharge, émise par Volkmann bien qu'assez généralement adoptée aujourd'hui est loin de nous satisfaire. Pendant les heures de travail, disent les partisans de cette théorie, l'enfant prend par habitude des positions vicieuses qui changent l'équilibre normal de la colonne, et l'action de la pesanteur au lieu de se transmettre également à toute la surface des corps vertébraux n'est plus transmise qu'à une portion de ces corps : d'où trouble d'ossification.

Pourquoi ce trouble d'ossification ne se produit il que sur un petit nombre des enfants cependant très nombreux qui prennent pendant leur travail des attitudes vicieuses ? Pourquoi une même cause produit-elle un effet exceptionnel au lieu d'un effet constant ?

Il est du reste une autre objection à opposer à la théorie de la surcharge, qui nous est fournie par la clinique. Si la colonne s'accroît inégalement parce qu'elle est surchargée en un certain point, elle doit reprendre son accroissement normal quand on fait cesser la surcharge en ce point ; or ceci est loin de se produire. Nombreux sont les cas où une famille s'émeut d'une déviation encore fort légère, la jeune fille est soumise à un traitement rationnel ; mais malgré une surveillance rigoureuse pour prévenir les attitudes incriminées, malgré l'usage de sièges inclinés pour produire une courbure compensatrice, de pupitres de modèles variés, malgré même l'emploi d'appareils orthopédiques ou de corsets plâtrés, la déviation du rachis n'en continue pas moins à s'accentuer.

C'est qu'il y a, et la théorie de Volkmann ne le dit pas, une cause première agissant sur l'os et permettant au défaut d'équilibre par attitudes vicieuses de provoquer des déviations durables chez certaines de ces jeunes filles toutes soumises à une même action mécanique. Nous ne nions donc pas l'influence des attitudes vicieuses dans la production de la scoliose des adolescents, mais nous ne leur accordons qu'un rôle de cause adjuvante.

Si l'on consulte les ouvrages d'anatomie, on voit au chapitre du développement de la colonne que ces vertèbres n'atteignent leur dimension définitive qu'entre vingt et vingt-cinq ans. Entre treize et dix-huit les corps vertébraux sont le siège d'une poussée très énergique d'accroissement autour de points osseux complémentaires apparaissant à cet âge sous forme de lames minces aux faces inférieure et supérieure des corps vertébraux.

La cause première, déterminante du trouble d'ossification invoquée par la théorie de la surcharge, nous paraît être la même que celle constatée pour le *genu valgum* des jeunes garçons. Le rachitisme frappe tardivement la colonne, point du système osseux où le travail d'accroissement est à cet âge le plus intense ; il provoque un arrêt de développement des points osseux complémentaires en même temps qu'il ramollit tout le corps vertébral : d'où production d'une incurvation latérale sous une cause efficiente peu importante, torsion du rachis par développement inégal du corps de la vertèbre et persistance ou même accroissement de la déformation malgré la suppression de la cause mécanique.

Pourquoi maintenant le rachitisme se développe-t-il chez ces jeunes filles ? C'est qu'un certain nombre d'entre elles présentent à cet âge un état d'anémie et de chlorose bien connu et décrit au moment de l'établissement des règles et cet affaiblissement prolongé provoque facilement le rachitisme, une des formes du ralentissement de la nutrition décrites par Bouchard.

Cette manière de comprendre la pathogénie de la scoliose des adolescents est du reste émise par un bon nombre d'auteurs. Déjà dans la pathologie chirurgicale de Billroth on trouve ceci : d'après nos observations il est très vraisemblable qu'un grand nombre de pieds plats, de *genu valgum* ou *varum* et de déviations latérales de la colonne sont essentiellement le résultat d'une faiblesse des os qui ne doit pas être distinguée d'avec les degrés légers du rachitisme.

Albert de Vienne estime aussi que la scoliose des adolescents doit être rattachée à une poussée tardive de rachitisme, et dans son article de la *Revue d'orthopédie*, Kirmisson se rallie à cette opinion : « Pour nous, dit-il, l'altération du tissu osseux dans la scoliose est analogue à celle qui existe au niveau de l'extrémité inférieure du fémur dans le *genu valgum*... »

Cette assimilation des lésions osseuses de la scoliose

à ce qui existe dans le rachitisme nous permet de comprendre l'association fréquente de la scoliose avec d'autres difformités, telles que le pied plat, le *genu valgum* dans lesquels l'influence du rachitisme est aujourd'hui hors de doute.

Et plus loin : En résumé, pour nous la cause initiale, celle qui prime toutes les autres dans la scoliose des adolescents, c'est le trouble de nutrition des vertèbres pendant la période de développement, c'est en un mot, le rachitisme vertébral de l'adolescence plus ou moins analogue sinon identique à celui de la première enfance.

Nous ne pouvons pas donner pour la scoliose une anatomie pathologique aussi détaillée que celle Mikulicz pour le *genu valgum*.

Il n'y a, à notre connaissance, sur ce sujet, que les recherches du professeur-agrégé A. Pollosson qui aient été publiées ; dans le *Lyon médical* de 1885, nous trouvons la note suivante des lésions macroscopiques trouvées à l'autopsie de déviations de croissance de la colonne.

« Sur quatre sujets(trois filles de 13 , 14 et 15 ans, et un garçon de 15 ans) les lésions observées consistent :

« 1° En un épaississement et des irrégularités du cartilage qui revêt les faces supérieures et inférieures des vertèbres, ce cartilage présente en même temps un aspect trouble ;

« 2° En des lésions du tissu spongieux des vertèbres. On observe des taches irrégulières d'un tissu spongoïde, rougeâtre, contenant à son intérieur de petits grains d'aspect cartilagineux ;

« 3° En des masses de cartilage hyalin dans le corps même des vertèbres;

« 4° En des masses de cartilage crétifié;

« 5° En des altérations des disques dont la substance légèrement ramollie remplit de petites cavités creusées dans les faces supérieures et inférieures de quelques vertèbres.

« Quelques examens histologiques, incomplets, il est vrai, nous ont permis de constater la présence, dans les mailles du tissu spongieux, de petits blocs cartilagineux. Nous pouvons ajouter que l'architecture, ordinairement si régulière, des fibres verticales et horizontales des vertèbres est modifiée sur plusieurs points.

« De plus, nous avons constaté un léger abaissement de la densité des vertèbres.

« Disons enfin que les sujets dont il s'agit présentaient un angle sacro-vertébral plus aigü que ne le comporte leur âge.

« Ces sujets présentent des membres inférieurs courts, des genoux un peu gros. Sur l'un d'eux existait un léger degré de *genu valgum* et dans le fémur nous avons trouvé les lésions rachitiques que Mikulicz a décrites.

« Toutes les lésions que nous avons énumérées sont des lésions en voie d'évolution, ou même de début, et non pas des restes de lésions rachitiques de l'enfance. » (A. Pollosson, *Lyon médical*, 17 juillet 1885.)

A côté de ces deux premières formes pour lesquelles il existe des examens histologiques, très concluants pour le *genu valgum*, moins affirmatifs quoique donnant des probabilités assez grandes pour les déviations rachidiennes, il existe encore une série de déformations du squelette que divers auteurs ont attribuées à une poussée tardive du rachitisme. Malheureusement aucun examen anatomo-pathologique et histologique n'est, à notre connaissance, venu confirmer l'hypothèse clinique de leur pathogénie. Ce n'est jusqu'à présent que par comparaison avec des déformations analogues nettement rachitiques survenant chez de jeunes enfants qu'on a voulu faire de ces observations des cas de rachitisme tardif. Elles méritent néanmoins attention, ne serait-ce que pour engager à faire sur ce sujet des recherches plus approfondies et à ne pas laisser échapper l'occasion de pratiquer des coupes histologiques sur les pièces qui pourraient être recueillies.

Parmi ces formes nous devons signaler en première ligne le pied plat valgus douloureux, celui du moins qui reconnaît pour cause une origine osseuse, car il en est d'autres très probablement qui relèvent d'affections musculaires ou articulaires.

Pied plat valgus douloureux
Tarsalgie des adolescents

La pathogénie de cette affection est encore des plus discutées. Il n'y a pas longtemps qu'à la Société de chirurgie cette question était mise à l'ordre du jour, et l'on trouve dans des comptes rendus les opinions les plus diverses à ce sujet. Pour les uns il s'agit d'une arthrite des articulations tarsiennes, pour les autres la tarsalgie est provoquée par une myopathie. Ce n'est que quelques mois après que Lorenz fit paraître sa théorie de la surcharge, aujourd'hui la plus en faveur, mais cette idée est encore passible de l'objection que nous avons déjà formulée à propos de de la scoliose et autres déviations de la colonne. Pourquoi la pesanteur ne provoque-t-elle le pied plat douloureux que chez un petit nombre des adolescents soumis aux mêmes conditions mécaniques ? Ne faut-il pas faire intervenir aussi une cause première résidant dans le système osseux permettant à la surcharge d'agir comme cause efficiente ? C'est au moins l'idée qu'on trouve dans le travail d'Albert de Vienne, « Nouvelles recherches sur le pied plat. » (*Wien. med. Presse,* 1884).

« Je connais, dit-il, quelques enfants exempts de toute trace de rachitisme, qui n'avaient jamais été surchargés et et qui n'en acquéraient pas moins un pied plat vers leur dixième année. Comme il y a des familles dans lesquelles tous les enfants étaient atteints, la pensée s'imposait d'une forme héréditaire qui commençait à se développer à un âge déterminé. On est immédiatement porté à rapprocher ces cas des scolioses tardives qui se développent à quatorze ans chez des jeunes filles dont les mères furent aussi scoliotiques au même âge. Cependant on ne doit pas rejeter complètement l'idée que dans un nombre de pieds plats chez des jeunes gens arrivés à un certain âge, il s'agit d'un rachitisme tardif. »

D'autres auteurs parlent encore dans le même sens. Citons en particulier Fischer (*Lehrb. d. allgem. Chirurgie*), Kœnig, Billroth et Winiwarter. Dans leur *Pathologie et thérapeutique de chirurgie générale* ces derniers s'expriment dans ces termes : « De nos observations il résulte qu'un grand nombre de cas de pieds plats, *genu valgum* ou *varum* et de déviations latérales de la colonne sont le résultat d'une faiblesse des os qui ne doit pas être différenciée d'avec des degrés légers du rachitisme. »

Roth, en Amérique *(New-York med. Record*, 1888), émet aussi la même hypothèse et fait remarquer la coïncidence fréquente des pieds plats douloureux avec la scoliose : 48 tarsalgies pour 77 scolioses. Enfin, dans une thèse récente de Lyon, 1890, Thoubert, en étudiant l'anatomie pathologique et la pathogénie du pied plat acquis, s'exprime ainsi : « Cette forme osseuse de la tarsalgie est-elle essentielle ? ne mérite-t-elle pas plutôt d'être rattachée à une maladie du squelette en général par exemple ? La question a été résolue dans le sens de l'affirmative par plusieurs auteurs étrangers. Cette affection apparaît en effet souvent sur plusieurs sujets de la même famille ou de la même race, à une période bien déterminée de la croissance ; elle coïncide fréquemment avec le *genu valgum* ou *varum* et la scoliose. Ce n'est encore qu'une hypothèse, mais cette hypothèse rend compte des faits, elle mérite d'être retenue jusqu'à ce qu'une autre meilleure la remplace. »

Thoubert s'est malheureusement contenté d'étudier les déformations macroscopiques des os du tarse et n'a pas songé à pousser plus loin par des coupes histologiques l'étude de cette question sur les quelques pièces qu'il a eues à sa disposition. Bien qu'il ne s'agisse que d'une hypothèse, il ne faut pas la rejeter sans une étude plus approfondie. Pour le *genu valgum* on a vu d'abord adopter une théorie ligamenteuse, renversée plus tard par les élèves de Duchenne voulant voir la cause première de l'affection dans le système musculaire, et cette dernière théorie, si bien établie qu'elle ait pu paraître, a fait place à son tour à la théorie osseuse non douteuse aujourd'hui, grâce aux recherches microscopique de Mikulicz. Il pourra bien en être de même de l'histoire de la tarsalgie.

Déviations des os longs.

On trouve un certain nombre d'observations décrivant des courbures anormales du squelette des membres sur lesquelles on a mis l'étiquette de rachitisme tardif. En voici quelques-unes. Il est certain que des recherches plus nombreuses nous en auraient fait découvrir beaucoup d'autres, mais sans indication de pathogénie.

Observation VII

Flexion double du col du fémur d'origine rachitique tardive (Münchener med. Woch., 1890).

Un garçon de quinze ans qui avait toujours été bien portant, présentait depuis deux ans un peu de claudication. Il se fatiguait rapidement pendant la marche ; mais jamais il n'avait eu de gonflement ni de douleurs dans les hanches, jamais il n'avait eu à garder le lit. Les cuisses étaient en adduction forcée, la partie supérieure du corps penchée en avant pendant la marche ; le membre inférieur droit présentait un raccourcissement d'1 centimètre. Le sommet du grand trochanter était était à droite à 3 centimètres, à gauche à 2 centimètres au-dessus de la ligne de Nélaton.

Comme il ne pouvait être question ni de coxalgie, ni de luxation de la hanche ou de fracture du col fémoral, il s'agissait évidemment d'une flexion du col du fémur plus marquée à droite qu'à gauche et due à un rachitisme tardif.

Observation VIII

(Duplay, *Arch. de méd.*, 1885).

Incurvation du radius.

Jeune fille, treize ans, non réglée, assez développée pour son âge, jamais aucune maladie grave, jamais de scrofule ni de rachitisme, paraît seulement un peu lymphatique, tendance légère à la scoliose.

Il y a six ans, dans un effort, la malade se fit une entorse du poignet très légère donnant seulement un peu de douleur sans gonflement du poignet gauche.

Au bout d'un certain temps on s'aperçut que ce poignet se déformait ; trois ans après la déformation était la suivante : l'extrémité inférieure du radius est assez fortement incurvée en avant, de sorte que la main se trouve reportée sur un plan antérieur à celui de l'avant-bras et simule une luxation carpienne en avant. La main et l'avant-bras se rencontrent sous un angle de 45 degrés environ. A la face postérieuredu poignet, le dos de fourchette est exagéré par une saillie de l'extrémité inférieure du cubitus qui semble en partie luxée sur le radius. On peut s'assurer qu'outre une augmentation de volume de la tête de cet os, il y a bien réellement un léger déplacement en arrière.

Aucune gêne sensible dans les mouvements, la supination seule est très légèrement entravée.

Examinée par MM. Gosselin, Verneuil, Labbé, appelés par M. Duplay, cette déformation « fut unanimement considérée comme étant de nature rachitique. »

Observation IX

(Duplay, *Gaz. Hôp.*, 31 déc. 1891).

Incurvation du radius.

Jeune fille, dix-sept ans, sans antécédents héréditaires ou personnels sauf fièvres intermittentes à trois ans et rougeole à dix ans, jamais de rhumatisme ni d'accidents scrofuleux ; il ne semble pas qu'elle ait eu des manifestations rachitiques dans son enfance. Pas de traumatisme des poignets. Il y a trois ans, elle a commencé à éprouver des douleurs vagues légères dans le poignet gauche s'irradiant dans les doigts ; le poignet ne tardait pas à se déformer. A droite, la déformation ne remonte qu'à quatre ou cinq mois.

Cette déformation consiste dans une incurvation régulière des extrémités inférieures du radius et du cubitus, incurvation à concavité palmaire. La main déjetée sur un plan antérieur continue l'avant-bras en formant une ligne brisée en Z rappelant l'aspect des fractures du radius.

En palpant le cubitus on constate qu'il est aussi incurvé et que sa partie terminale offre un prolongement en crochet. Sa tête est gonflée et présente une hyperostose très manifeste, elle est légèrement subluxée en arrière.

La gêne fonctionnelle est médiocre. La jeune fille éprouve seulement, quand elle a cousu ou brodé longtemps, un peu de fatigue, d'endolorissement, d'engourdissement. Elle a parfois une sorte de crampe dans l'annulaire et le petit doigt, la sphère du nerf cubital paraît donc un peu plus atteinte, mais tous ces symptômes restent entièrement légers.

Après avoir, dans la *Gazette des Hôpitaux*, rappelé le cas publié par lui dans les *Archives de médecine*, M. Duplay compare ces déformations à celles du *genu varum* ou du *genu valgum*, dues toutes les deux incontestablement à un processus analogue au rachitisme. On ne peut pas songer à une ostéite juxta-épiphysaire, à cause de l'évolution silencieuse, de l'absence de douleur, de gonflement, de toute inflammation.

Observation X

(Percheron, *Bull. Soc. de Méd. Reims*, 1874)

V. R..., d'une constitution lymphatique, de petite taille, est âgé de vingt ans. Il est commis dans un bureau. Il n'a jamais été bien fort, mais n'a cependant pas fait de graves maladies. Je fais toutefois une réserve pour une affection de son enfance que ses deux tibias, incurvés et tordus d'une façon typique, nous déclarent manifestement avoir été une première atteinte de rachitisme.

Depuis qu'il peut se connaître et s'examiner, il n'a jamais constaté de changement dans ses jambes, pas la moindre douleur, pas de faiblesse dans la marche, qu'il peut continuer longtemps sans fatigue.

L'affection actuelle a débuté, il y a trois ans, insidieusement, sans coup, ni chute, sans aucune douleur, et j'insiste sur cette particularité, car elle écarte toute idée d'état aigu, d'arthrite, etc.

Le malade s'est aperçu, par hasard, de l'état de son bras ; un de ses amis, devant lequel il se déshabillait, le lui ayant fait remarquer. Ce dire nous est confirmé par les attestations de son frère et de sa mère.

L'avant-bras gauche présente une atrophie notable, une incurvation très prononcée, à courbure antérieure dans le sens des fléchisseurs. L'avant-bras est conique, l'extrémité supérieure, grosse relativement, porte une tumeur osseuse externe, qui est la tête déformée et hypertrophiée du radius; elle est presque de la grosseur d'une petite noix. Le cubitus, à cette hauteur, paraît normal et a sa place dans la cavité olécranienne.

A partir de l'extrémité supérieure, l'avant-bras va en s'amincissant rapidement et les deux os sont notablement diminués de volume dans l'extrémité inférieure. La longueur, comparée au côté opposé est diminuée de 2 cm. 1/2.

L'extrémité inférieure de l'humérus paraît un peu hypertrophiée La pronation et la supination ne se font pas complètement, il en est de même des mouvements d'extension ; on ne peut pas faire dépasser un angle obtus de 75 degrés environ.

La déformation est encore dans une période d'augmentation, le malade a pu constater des progrès dans ces six derniers mois.

Sauf cet avant-bras et les déformations anciennes des

jambes, il n'existe aucune difformité. Les épiphyses ne sont pas grosses et n'ont jamais été douloureuses.

Dans la *Province Médicale*, 1892, M. le Dr Levrat a publié une série d'observations de cas qu'il appelle fausses coxalgies d'origine rachitique. Au Congrès français de chirurgie 1892, M. Levrat a fait une communication à ce sujet. Il s'agissait de cinq cas et depuis trois autres faits semblables ont été observés, où des enfants boitaient, avaient une rotation interne légère du pied, une accentuation du pli de l'aine, élévation du pli fessier et du raccourcissement apparent de la jambe. Les mouvements de flexion étaient très limités entraînant rapidement le bassin, comme on pouvait s'en rendre compte suivant le procédé de M. Levrat, en disant au malade d'embrasser son genou.

Il n'y avait cependant aucune atrophie musculaire appréciable. Le simple repos au lit pendant un mois fit disparaître les symptômes d'arthrite de la hanche, mais on vit se développer des nouures des poignets, des côtes, des chevilles et une fois du *genu valgum*.

Le rachitisme tardif frappe-t-il quelquefois les os du bassin pendant la période d'adolescence; un certain nombre de ces bassins aplatis ou rétrécis irrégulièrement qu'on rencontre si souvent dans les salles d'obstrétique ne peut-il pas être attribué à une poussée tardive de cette affection ? C'est là un problème à se poser, mais dont la solution est presque impossible à donner.

CONCLUSIONS

I. Le rachitisme n'atteint pas que les enfants: il frappe aussi les adolescents. Cette poussée de la seconde enfance est appelée *Rachitisme tardif.*

II. Le rachitisme tardif, très souvent secondaire quand il frappe des adolescents ayant eu dans leur enfance une première atteinte de la maladie, atteinte enrayée et guérie depuis longtemps, peut aussi, quoique rarement, ne se manifester pour la première fois que pendant l'adolescence.

III. Les manifestations du rachitisme tardif sont les unes généralisées copiant presque la forme infantile, les autres de beaucoup les plus fréquentes, localisées à une ou deux régions du squelette.

IV. D'après la similitude clinique et surtout les recherches anatomo-pathologiques faites pour le *genu valgum* et les déviations vertébrales, il nous paraît démontré qu'on se trouve dans ces cas en présence de manitestions du rachitisme tardif localisé.

V. D'autres déformations osseuses des adolescents ressemblent cliniquement beaucoup à des déformations identiques observées chez les enfants atteints de rachitisme typique; elles sont peut-être des manifestations de la forme tardive de cette affection, mais nous ne pouvons l'affirmer faute d'examens histologiques.

BIBLIOGRAPHIE

Albert, Wien. med. presse, 1884.
Barwell, British med. journal, 1879.
Beaumel, Gaz. hebd. de Montpellier, 1891.
Billroth et Winiwarter, Pathol. und therap. all. Chirurgie.
Bouygues, Soc. anat., 1884.
Clutton, Saint-Thomas's hospit. report, 1886.
Drewitt, Soc. path. Lond., 1881.
Duplay, Gaz. hop., 1891.
Ellis, Brith. med. journ., 1889.
Forcheimer, Int. clin. Philadelphie, 1892.
Fisher, Lehrb. d. allg. Chirurgie.
Genser, Beitr. z. Kind. Inst. Wien., 1893.
Kassowitz, All. Wien. med. Zgt., 1885.
Keetley, Illust. med. News, 1888.
Kirmisson, Rev. orthop,, 1890.
Kœnig.
Legendre, Tr. médecine.
Levrat, Prov. médicale, 1891.
Levrat, Congrès fr. de chirurgie, 1892.

Lucas, British. med. journ., 1884.
Lucas, Lancet, 1883.
Mac-Ewen, Ostéotomie, tr. Demons, 1882.
Mader, Berich. S. k. k. Rodolph. Stift., 1887.
Mikulicz, Ar. f. klin. Chirurgie, 1879.
Morris, Soc. path. Lond., 1881.
Myers, Ann. Lancet, 1892.
Ogston, British. med. Associat., 1888.
Percheron, Bul. Soc. méd. Reims, 1874.
Perrote, Th. Lyon, 1882.
Pollosson A., Lyon méd., 1885.
Poncet, Tr. chirurgie.
Ransford, British med. journ., 1887.
Roloff, Arch. f. win. prack Thierchs, 1875.
Roth, N. York med. record, 1888.
Thoubert, Th. Lyon, 1889.
Tripier, Dic. encycl. sc. médec.
Vincent, Encycl. chirurg. intern.
Weinlechner.

TABLE

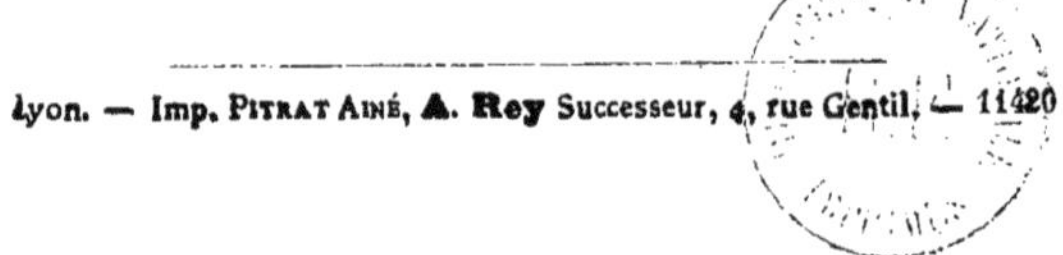

Lyon. — Imp. PITRAT AINÉ, A. Rey Successeur, 4, rue Gentil. — 11420

www.ingramcontent.com/pod-product-compliance
Ingram Content Group UK Ltd.
Pitfield, Milton Keynes, MK11 3LW, UK
UKHW021147220726
13924UKWH00003B/1049